AF475849

NOTE

SUR LES

DETERMINATIONS TARDIVES

DE LA

ROUGEOLE SUR LE LARYNX

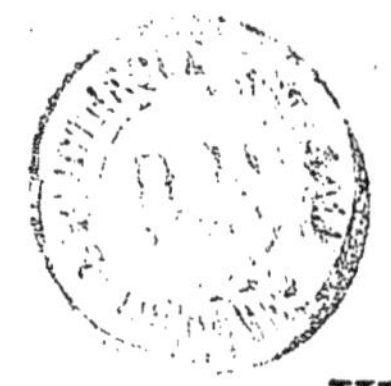

PAR

HENRY BARBIER
INTERNE DES HOPITAUX

PARIS
G. STEINHEIL, ÉDITEUR
2, RUE CASIMIR-DELAVIGNE

1886

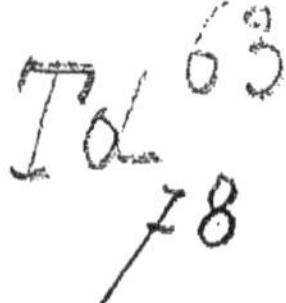

NOTE

SUR LES DETERMINATIONS TARDIVES

DE LA

ROUGEOLE SUR LE LARYNX

Lorsqu'on étudie les diverses variétés cliniques de la rougeole, on est frappé de la tendance remarquable de cette maladie à envahir les muqueuses. La conjonctivite, le coryza, la pharyngite, la laryngite, les inflammations plus ou moins précoces de la trachée, des bronches et des poumons, le catarrhe gastro-intestinal, la diarrhée, font pour ainsi dire partie du tableau normal au même titre que l'éruption cutanée. Parmi ces manifestations diverses de l'énanthème, les unes sont plus ou moins graves. Tantôt c'est leur intensité, leur violence qui inquiète la sollicitude du médecin ; tantôt c'est leur siège, ou l'époque de leur apparition. Ainsi la broncho-pneumonie la moins accusée inspire plus d'inquiétude que la diarrhée, par exemple, ou qu'une simple angine ; et chacun sait que celle qui accompagne l'éruption est toujours d'un pronostic plus défavorable que celle qui survient plus tard. Il y a là des questions de *degré* et de *moment* qui sont d'un grand poids dans l'appréciation des suites de la maladie.

Pour le larynx, il en est de même. Frappé dès le début, cet organe peut l'être aussi à la période d'éruption, ou plus gravement encore au déclin de la maladie. A ces diverses localisations correspondent des types qui ne sont comparables entre eux ni anatomiquement, ni cliniquement : les uns représentent une affection désagréable, pénible même pour le malade, mais le plus souvent bénigne : les autres, au contraire, peuvent donner lieu à des symptômes alarmants de suffocation, nécessiter une intervention chirurgicale : la trachéotomie ; et cela en dehors de toute diphtérie.

Je crois devoir insister, par la suite, sur ce point. La plupart du temps, en effet, surtout dans le milieu nosocomial, un enfant, par exemple, est pris, à la suite d'une rougeole, d'accidents de dyspnée laryngée, de suffocation. On examine la gorge, on n'y trouve rien ; il n'y a pas d'adénopathie sous-maxillaire, et cependant l'asphyxie est menaçante. Or, qu'arrive-t-il dans ce cas ? c'est que l'apparition d'accidents de ce genre, à la suite de la rougeole, est si étroitement liée à l'idée de diphtérie secondaire, que l'on songe de suite à cette redoutable complication, et que l'on diagnostique : croup d'emblée avec toutes ses conséquences à l'hôpital, c'est-à-dire : passage aux pavillons d'isolement.

Mais s'il peut être démontré qu'une laryngite rubéolique, de nature ulcéreuse si l'on veut dès maintenant, soit capable de causer de pareils accidents, on comprend les conséquences d'une semblable erreur : un enfant convalescent de rougeole, atteint de laryngite non diphtérique, se trouve plongé dans le milieu infecté des pavillons d'isolement, où l'on devine facilement le sort qui l'attend. — D'autre part on connaît la gravité de la diphtérie secondaire à la rougeole : qu'un médecin prévenu, recule devant une opération qu'il sait devoir être inutile, et il perd le bénéfice d'une intervention qui peut et doit réussir, si la diphtérie n'est pas en cause.

Il y aurait peut-être même, à ce point de vue, à revoir sérieusement les observations de guérison après opération de laryngite diphtérique secondaire à la rougeole. Malheureusement, la plupart sont tellement écourtées qu'on ne peut les discuter. On s'y contente, en effet, de mentionner que le malade a eu, ou bien a la rougeole, que des accidents de suffocation se sont montrés, qu'on l'a opéré et qu'il a guéri. Reste à savoir de quoi on l'a guéri.

Il n'y avait rien dans la gorge : on n'a pas vu trace de fausses membranes sortir de la canule ; pas d'albuminurie, pas d'adénopathie. La guérison a été rapide, si rapide même qu'il reste des doutes lorsqu'on connaît la marche envahissante et les allures toxiques de la diphtérie secondaire à la rougeole.

Comme nous l'avons vu dès le début de cet article,le larynx peut être frappé à toutes les périodes de la maladie :

1. *Pendant l'invasion :* c'est la laryngite précoce ou primitive.

2. *Pendant l'éruption :* A c'est la laryngite du début qui persiste, ou bien B c'est l'énanthème rubéolique qui frappe la muqueuse.

3. *A la fin de l'éruption*, c'est la laryngite tardive. Les lésions, comme nous le verrons, commencent bien pendant la période d'éruption, mais comme elles sont plus profondes elles demandent plus de temps pour évoluer ; de sorte que, si, anatomiquement, cette forme de laryngite est pour ainsi dire à cheval sur la période d'éruption et sur la période de desquamation ; cliniquement, elle appartient bien plutôt à celle-ci.

C'est cette forme qu'il est important de distinguer de la laryngite diphtérique dont il ne sera pas question ici.

Nous serons bref sur les deux premières divisions (laryngite précoce et laryngite morbilleuse vraie).

1. *Laryngite précoce de la rougeole.* — Anatomiquement, ce n'est que l'extension, à la muqueuse laryngée, du catarrhe que l'on observe ordinairement sur les muqueuses oculaire et nasale : simple rougeur avec hyperhémie et gonflement de la muqueuse se traduisant cliniquement par une toux sèche, courte ou prenant déjà un caractère tout particulier de sonorité et de raucité, férine : par une voix tantôt normale, tantôt enrouée, voilée, quelquefois même éteinte. Ces divers états traduisent les différents degrés de la lésion. Il n'y a par de dyspnée. Cette laryngite n'offre donc rien de bien saillant. Cependant, chez les enfants impressionnables et prédisposés aux spasmes, on voit se développer des accès de laryngite striduleuse qui n'ont d'autre effet que de donner à la maladie dès son début, des allures bruyantes et que rien ne justifiera par la suite. Trousseau les avait d'ailleurs déjà signalés.

2. *Laryngite éruptive et laryngite tardive.* — L'éruption se montre. C'est à partir de ce moment que déjà peuvent se montrer des symptômes spéciaux qui doivent attirer l'attention du

côté du larynx, et qui sont les avant-coureurs d'accidents plus graves; de sorte que ceux-ci, lorsqu'ils surviennent, ne doivent pas être considérés comme l'expression d'une complication subite et inattendue, mais bien comme l'aboutissant de lésions qui évoluent, dès la période d'éruption, et dont le dernier terme est *la laryngite avec suffocation et menaces d'asphyxie.*

A cette époque, les accès de laryngite spasmodique disparaissent, du moins c'est la règle,à part un cas signalé par Rilliet et Barthez. Mais, par contre, c'est l'époque de la laryngite érythémateuse, de l'énanthème rubéolique sur la muqueuse. *Stoffela*, à la clinique du professeur Hébra. *Smoleder* (1) *Tobold* (2) n ont, il est vrai, pu constater par des examens nombreux autre chose qu'une inflammation catarrhale caractérisée par la rougeur et le gonflement de la muqueuse. Mais, d'autre part, on sait que *Gerhardt* attribue les symptômes laryngés de la période d'état à une localisation de l'éruption, et il a pu, au moyen du laryngoscope, la constater sur l'épiglotte et la muqueuse laryngée. Il est probable que ce fait ne doit pas être rare. Mais. étant donné que l'on se contente, la plupart du temps,en clinique,du simple examen de la gorge au moyen de l'abaisse-langue ou du manche de cuiller, on ne doit pas s'étonner s'il en est peu parlé dans les différents traités.

Quelle est la gravité immédiate de ces laryngites du début et de la période d'éruption ? Abstraction faite des cas compliqués d'accès de faux croup, on peut dire qu'à ce sujet l'opinion des auteurs est unanime, et qu'on regarde, en général, comme faisant partie du tableau normal de la maladie, le timbre voilé de la voix, les quintes de cette toux fébrine, aboyante ou creuse qui sont les signes de l'irritation laryngée.

Rilliet et Barthez (3) disent que la pharyngite et la laryngite ont, en général, peu d'importance.

(1) Laryngoscopie et ses applications à la médecine. Vienne, 1863.

(2) Traité de Laryngoscopie. Berlin, 1863.

(3) Traité des maladies des enfants. T. II.

M. *Desiroizilles* (1) dit que c'est une complication d'habitude sans gravité, bien que les ulcérations soient la règle.

M. *Cadet de Gassicourt* (2) dit que la laryngite est une complication qui n'a, en général, aucune gravité et qui n'amène jamais la mort.

Sanné (*Dict. encyclop.*, art. Rougeole) ; *Despine* (*Dict. pratiq.*, art. Rougeole), etc., disent, en termes variés, à peu près la même chose.

Les auteurs anglais et allemands, plus préoccupés du croup inflammatoire, sont peut-être moins affirmatifs.

Aussi, dans ses excellentes leçons sur les maladies des enfants, *Henoch* signale des cas où cette laryngite a vraiment des allures qui doivent inquiéter le médecin. Dès le début de la maladie, la voix et la toux ont un timbre rauque, il y a même des douleurs au cou, douleurs qu'exaspèrent la déglutition et la pression sur le larynx et la trachée. Dans ce cas, il conseille l'application de sangsues sur la poignée du sternum, *car, dit-il, le catarrhe laryngé pourrait facilement donner naissance à une violente inflammation avec exsudat fibrineux et au croup*. Croup inflammatoire, bien entendu.

D'ailleurs, on trouve en France quelques travaux où des faits analogues sont relevés, et où on essaie de les différencier du vrai croup. C'est ainsi que l'on peut lire dans la thèse de *Champaignac* (3) la relation d'une épidémie de rougeole observée à l'hôpital des Enfants-Malades et où il est fait mention d'accidents laryngés caractérisés cliniquement par de la douleur au niveau du larynx, des accès de suffocation, et par une altération de la voix et de la toux tellement spéciale, que l'auteur se déclare impuissant à la définir.

A l'autopsie, on trouve, dans ces cas, une muqueuse rouge, épaisse, recouverte de mucosités puriformes. — Notons l'absence de fausses membranes.

---

(1) Manuel des maladies de l'enfance.

(2) Leçons cliniques sur les maladies des enfants. T. II.

(3) Th. de Paris, 1812.

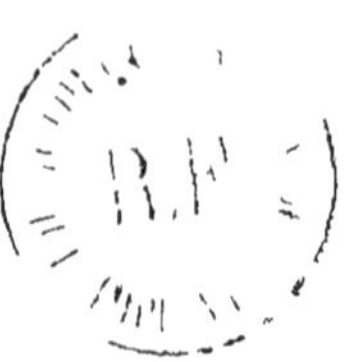

Dechant, aux Enfants-Assistés, mentionne des cas où une toux opiniâtre, sèche, revenant par quintes avec menace de suffocation, accompagnée d'aphonie complète, peut simuler complètement le croup. Pour lui, c'est une laryngo-bronchite de la période de déclin.

Blanckaert (1) a observé, dans le service de M. Roger, aux Enfants-Malades, des cas de laryngite rubéolique grave, dont les caractères sont : une voix promptement éteinte, une toux rauque, *rarement des accès de suffocation*. Et lorsque ceux-ci se présentent, « ils offrent cette particularité de ne pas survenir « à une période avancée de la maladie, consécutivement à une « dyspnée de jour en jour croissante comme dans le croup ; « mais d'une manière irrégulière, au milieu ou dès le commencement, parce que le plus souvent ils sont dus à une « attaque de laryngite spasmodique. » Ces cas, d'après lui, peuvent être très difficiles à différencier du croup vrai.

Enfin, *Coyne* (2), dans sa thèse, vient montrer des lésions plus graves qu'une simple inflammation superficielle, de véritables ulcérations souvent assez profondes pour mettre à nu le cartilage cricoïde et siégeant de préférence au bord libre de la corde vocale inférieure, et sur la glotte interaryténoïdienne, d'après Gerhardt. C'est la laryngite ulcéreuse de la rougeole. Elle provient, soit de la nécrose des follicules clos de la muqueuse et siège sur la corde vocale inferieure, soit de la suppuration des glandules, et le siège en est alors la corde vocale supérieure au niveau des cartilages aryténoïdes, dont elles peuvent amener la nécrose (Coyne).

Archambault (3) connaissait bien, d'ailleurs, ces cas, et dans son remarquable article du Dictionnaire encyclopédique, il les distingue anatomiquement et cliniquement de la diphtérie. « A l'autopsie, dit-il, on trouve la muqueuse du larynx rouge, tuméfiée, parsemée de petites ulcérations et présentant çà et là de *petits grumeaux blancs dans lesquels il est vraiment difficile*

(1) Complication de la Rougeole; th. Paris, 1868.

(2) Des accidents laryngés de la Rougeole; th. 1874.

(3) Dict. encyclop., art. Croup.

de reconnaître une fausse membrane. » Et plus loin : « Pendant la vie, les symptômes se sont rapprochés de ceux du croup, au point de se confondre avec eux et de faire porter le diagnostic croup. La voix est devenue éraillée, éteinte, la respiration a été gênée, légèrement sifflante, mais jamais comme cela s'observe dans le croup vrai. Il insiste sur la marche lente de la maladie, sur l'absence d'accès de suffocation. D'après lui enfin, le tirage est rare, mais la dyspnée peut aller jusqu'à l'asphyxie, et l'intervention peut être légitimée.

Il semblerait que, avec de semblables lésions, il fût tout naturel de songer à l'œdème de la glotte pour expliquer les accidents. Or, ici encore, les auteurs sont presque unanimes à dire que l'œdème de la glotte ne se rencontre jamais.

Dans un seul cas, Rilliet et Barthez disent avoir rencontré une laryngite œdémateuse. Bien que, d'autre part, Krishaber et Peter (1) admettent la possibilité d'une suffusion séreuse sous-muqueuse, à la suite de la laryngite tardive.

Sans doute, l'œdème type, celui du repli aryténo-épiglottique, est rare ; mais si l'on admet que, dans un larynx d'enfant, un œdème limité au pourtour des glandules qui suppurent, du gonflement de la muqueuse, une laryngite intense, suffisant pour rétrécir d'une façon notable, au point de vue fonctionnel, un orifice déjà très étroit à l'état normal, on acceptera sans trop de répugnance qu'un gonflement inflammatoire avec exsudats purulents comme dans le cas de Blanckaert, soit suffisant pour expliquer la dyspnée et son mode particulier (surtout si l'on songe au siege de ces ulcérations au niveau des aryténoïdes) et que cet état joint à des érosions plus ou moins profondes et plus ou moins étendues des cordes vocales, le soit également pour comprendre et l'extinction de la voix et le caractère rauque et éraillé de la toux.

Quant aux accès de suffocation, rares comme on l'a vu, et comme ils semblent l'être en règle générale dans tout croup inflammatoire (Cadet de Gassicourt) ils doivent être imputés à

(1) Dictionnaire Encyclopédique, article Larynx.

un spasme passager de la glotte, lequel vient, de temps à autre. précipiter les accidents.

D'ailleurs les laryngologistes savent fort bien qu'une inflammation subite de la muqueuse laryngée est suffisante pour produire des accidents de suffocation.

Ainsi donc laryngite intense, ulcérations, œdème, spasmes, tels sont les différents modes de procéder propres à la laryngite rubéolique. A cette liste il convient d'ajouter un cas que M. Descroizilles a observé, et où la présence d'un abcès perilaryngé, accompagné d'une injection violente de la muqueuse avait déterminé des accidents formidables de suffocation et nécessité la trachéotomie. Cette observation ayant été déjà publiee par notre excellent maître (1), nous nous contenterons de renvoyer pour les détails à la lecture de la note clinique et des réflexions intéressantes qui l'accompagnent.

Voici d'abord le cas de Blanckaert, cas auquel nous faisions allusion il y a quelques instants :

Obs. I. — « Un enfant de 2 ans et demi entre dans le service de « M. Roger, aux Enfants-Malades, pour une rougeole normale, le « 1er mars.

« Le 3, malgré une éruption qui pâlit, la *fièvre* persiste. *La* « *toux* est *rauque*, *sourde*, *incessante*, sans rougeur de la gorge, ni « fausses membranes.

« Le 4, quelques accès de suffocation. Administration d'un vomitif « sans résultat.

« Le 5, pas d'accès de suffocation. — *La toux* est moins fréquente. « Mais l'*inspiration* est gênée, bruyante; il y a du tirage.

« Le 6, légère cyanose. Tirage.

« Le 7, la cyanose est plus marquée : la *toux* est voilée, mais l'in- « spiration est toujours bruyante. Mort par asphyxie.

Autopsie. — Lésions de broncho-pneumonie. Épanchement pleural. Au larynx : La face inférieure de l'épiglotte est le siège d'une injection très vive, qui tranche avec la pâleur du reste de la muqueuse, d'ailleurs ferme et épaissie. Cet épaississement est très marqué au niveau des cordes vocales qui sont comme hypertrophiées.

Ecchymoses sur la trachée.

---

(1) *France médic*, 1885

Nous ne donnons pas ce cas comme un exemple de mort par laryngite rubeolique, car il y avait des lesions pulmonaires et pleurales très suffisantes pour amener une terminaison fatale. Mais ce que, tout au moins, il est permis de dire, c'est que cette laryngite a bien pu y contribuer, et qu'il y avait des symptômes tels qu'un praticien non prévenu eût de suite songé au croup d'emblée (tirage, voix éteinte). De même qu'on en rencontre d'autres qui semblent l'exclure, tels que cette toux rauque, se rapprochant de celle de la laryngite striduleuse. Nous allons retrouver ces caractères dans l'observation suivante, dans laquelle, malheureusement, l'examen local n'a pu être fait.

Obs. II. — Le jeune W... ., Joseph, âgé de 4 ans 1/2, entre le 20 août 1885, à l'hôpital des Enfants-Malades, salle Saint-Augustin, lit n° 10. Ce garçon a eu, dans les jours qui ont précedé son admission, une rougeole d'allure normale. Vers le déclin, on remarque que la toux, loin de diminuer, prend de plus en plus d'intensité; que la respiration est gênée et il arrive à l'hôpital avec l'étiquette de croup d'emblee.

Cependant, malgré ces symptômes, l'examen de la gorge restant négatif, les caractères de la toux et de la respiration, qui ne sont pas absolument caracteristiques; tout cet ensemble clinique, fait que l'enfant, au lieu d'être envoyé aux pavillons d'isolement, est placé dans la salle ordinaire en observation. Le soir de son entrée, on se trouve en présence d'un enfant d'assez bel aspect, malgré la fièvre éruptive dont il garde encore des traces sur la peau. Ce qui frappe tout d'abord, c'est une toux rauque, bruyante, à caractère déchirant, et une respiration dont le stade inspiratoire est légerement sifflant; l'expiration est libre.

L'examen de la gorge est négatif, à part un peu de rougeur du pharynx, rougeur qui se prolonge vers l'orifice du larynx, ainsi qu'on peut le constater en abaissant fortement la base de la langue. Cette manœuvre, qui révolte un peu l'enfant, est suivie d'une inspiration que sa profondeur et sa violence rendent plus bruyante que les autres.

La voix est éteinte.

Nulle part traces de fausses membranes. Pas d'adénopathie sous-maxillaire ou cervicale.

Pas d'albumine dans les urines.

On constate en plus l'existence d'une stomatite assez intense. La muqueuse buccale est rouge vif. Sur les bords et a la pointe de la langue existent des ulcérations de la grosseur d'une très petite lentille, ovalaires ou arrondies, recouvertes d'une légère fausse membrane grisâtre. Tout autour, les papilles linguales sont érigées. On trouve deux ou trois ulcérations semblables à la face interne des lèvres.

L'état général est satisfaisant; le petit malade mange avec appétit. La déglutition est normale. Il y a peu de fièvre et l'examen des poumons ne révèle rien autre chose que le retentissement du bruit inspiratoire.

Le traitement consiste en un vomitif, répété les jours suivants et à base d'ipéca; et un collutoire au chlorate de potasse pour badigeonner la muqueuse buccale.

Légère modification dans les jours qui suivent. La stomatite s'améliore, et les symptômes laryngés, au contraire, tout en conservant les caractères du début, s'aggravent plutôt.

Le 26 mars. Les ulcérations labiales ont disparu, la muqueuse est cicatrisée. Celles de la langue se sont détergées, et à leur place, on trouve des ulcérations à bords taillés à pic, comme à l'emporte-pièce, reposant sur un fond rose et bourgeonnant, et occupant en profondeur la presque totalité de l'épaisseur de la muqueuse.

L'examen de la gorge donne les mêmes résultats qu'au début.

Par contre, la toux est de plus en plus violente, bruyante et d'un timbre éraillé très désagréable à entendre. La gêne respiratoire a augmenté, l'inspiration est longue et bruyante. L'examen fait profondement montre une rougeur interne de l'orifice laryngé; rien de plus. Les replis aryténo-épiglottiques ne sont ni gonflés, ni indurés.

L'enfant a, d'ailleurs, bonne mine; il joue sur son lit.

Le 27. Un léger tirage sus et sous-sternal, qu'on avait remarqué hier, s'est un peu accentué ce matin. Pas d'accès de suffocation.

Il y a un peu de gêne pendant la deglutition qui semble douloureuse.

Le 28. L'etat reste stationnaire. Le tirage s'est maintenu, mais la mère de l'enfant, qui a entendu parler d'opération, l'emporte hors de l'hôpital, et nous ne l'avons pas revu.

Dans cette observation, nous retrouvons un certain groupe de symptômes qui, réunis, permettent, je crois, d'eliminer l'idée de diphtérie. Ce sont : les caractères de cette toux fréquente, incessante, à timbre bruyant, desagreable et dont il est difficile d'ailleurs de donner une description nette lorsqu'on ne l'a pas entendue;

La marche lente des accidents, l'absence d'accès de suffocation ; enfin l'intégrité absolue de l'expiration à un moment où la sténose laryngée est assez marquée pour produire du tirage.

Il n'est pas jusqu'à la présence de cette stomatite aphteuse qui n'ait son importance, car on ne saurait en faire une stomatite diphtérique. La rareté de celle-ci, le siège et l'aspect des lésions, leur marche, leur terminaison par ulcération à pic, tout exclut cette hypothèse.

Je crois devoir attirer spécialement l'attention sur cette stomatite, parce que West a décrit, en particulier, après la rougeole, une variété de croup qu'il considère comme très dangereuse. Ce croup coexiste avec une stomatite ulcéreuse plus ou moins grave, et diffère absolument du croup diphtérique.

On trouvera dans son livre l'exposé de ses observations qui datent de 1843 (*Medical Times*, 5 août) et les caractères cliniques qu'il en donne varient selon que l'affection se montre plus ou moins tôt.

De l'assoupissement, de la répugnance à avaler, peu de tendance à parler, une toux légère, peu d'altération de la respiration : tels sont les caractères de cette laryngite, lorsqu'elle se montre pendant la rougeole. marche insidieuse, comme on le voit.

Son explosion est-elle plus tardive, la toux est sonore, retentissante avec altération des bruits respiratoires, avec une difficulté plus ou moins grande pendant la déglutition. La mort survient dans le marasme, avec de la diarrhée, ou le petit malade est emporté par une broncho-pneumonie ultime.

A l'autopsie, il y a des *ulcérations* de la bouche, du pharynx, du voile du palais, de l'épiglotte avec congestion de la muqueuse et fausses membranes. Les mêmes lésions se remarquent sur le larynx ; mais West ne les a jamais rencontrées plus bas, la trachée est indemne.

Il est difficile de voir dans ces cas autre chose qu'une poussée confluente d'aphtes consécutive à une rougeole.

Je dois dire cependant qu'Archambault, dans ses notes de la traduction de West, où il parle de l'inflammation aphteuse qui accompagne le croup de la rougeole, semble rattacher ces ulcérations à la diphtérie. Mais cela paraît bien peu conforme à ce qu'on sait sur l'anatomie pathologique de cette maladie, à moins d'appeler diphterique tout produit membraneux des muqueuses; ce qui nous ramène de quelques pas en arrière dans l'histoire de cette affection!

Je dois à l'obligeance de M. le Dr Cadier l'observation suivante qu'on peut rapprocher des deux précédentes, et où l'examen laryngoscopique démontre, dans un cas diagnostiqué croup d'emblée, l'absence absolue de fausses membranes. Je remercie vivement M. le Dr Cadier de sa communication.

Obs. III. Il s'agit d'un enfant de 8 ans, chez qui, à la fin d'une rougeole, alors que l'éruption a disparu, se développent des accidents laryngés qui font porter au médecin traitant le diagnostic de croup d'emblée.

M. le Dr Cadier est appelé pour pratiquer la trachéotomie. Mais ce qui le frappe c'est l'existence d'une toux stridente, presque aboyante, différant absolument de celle du croup. La respiration est sifflante, la dyspnée est assez forte.

L'examen de la gorge est négatif; ni fausses membranes, ni ulcérations.

En presence de ces signes et avant toute intervention sanglante M. Cadier croit devoir faire l'examen du larynx. Et voici ce qu'il trouve :

Absence de fausses membranes;

Une rougeur généralisée;

De petites exulcerations arrondies, siégeant sur les éminences aryténoides, sur les bandes ventriculaires, sur l'épiglotte, et sur la commissure posterieure (espace interaryténoidien). L'opération fut retardee : des frictions au devant du larynx, des inhalations d'oxygène furent seules employées. Et le malade guérit.

L'observation ici est des plus probantes, et nous n'y insisterons pas plus longuement.

Quelles conclusions tirer de ce qui précède, et peut-on distinguer le croup diphtérique des accidents identiques produits par une simple laryngite? Comme l'a dit Blanckaert qui a essayé de le faire, cette distinction est difficile, mais je crois qu'elle n'est pas impossible; et par une étude minutieuse de la toux, de la respiration, et des phénomènes concomitants du côté de la bouche et du pharynx, on peut arriver à asseoir convenablement son diagnostic.

Nous dirons donc, en résumant la symptomatologie de nos observations, que les laryngites rubéoliques graves offrent les caractères suivants :

Leur début n'est pas brusque, mais les accidents du déclin ne sont que l'aboutissant de phénomènes laryngés qui ont été en s'aggravant de plus en plus.

Les accès de suffocation sont rares, et moins violents que ceux du croup, mais l'obstacle permanent donne lieu à une gêne respiratoire continue, accompagnée d'une inspiration sifflante plus ou moins pénible, alors que l'expiration reste libre.

La voix est en général éteinte, et les petits malades évitent de parler, comme si cette fonction était douloureuse et pénible. D'ailleurs, lorsqu'ils crient, le timbre normal de la voix reparaît plus ou moins éraillé.

La toux, au lieu d'être voilée, éteinte, est, au contraire, stridente, aboyante dans certains cas, éraillée toujours.

La pression du larynx est quelquefois douloureuse. Enfin, lorsque l'épiglotte est touchée, la déglutition peut être gênée, en l'absence de toute paralysie du voile du palais.

Ces laryngites sont graves en ce qu'elles peuvent s'accompagner d'accidents tels que la trachéotomie soit indiquée. Mais je crois qu'alors cette opération peut donner de bien meilleurs résultats que dans le croup diphtérique postrubéolique. Elles peuvent guérir spontanément.

Enfin, elles coexistent avec des poussées de stomatite et d'angine aphteuse, qui peuvent être quelquefois utiles pour aider au diagnostic.

Quant aux lésions que l'on rencontre, ce sont : ou une inflammation intense avec exsudation *purulente*, ou des ulcérations de la muqueuse, ou enfin, comme dans l'observation de M. Descroizilles, un abcès périlaryngé.

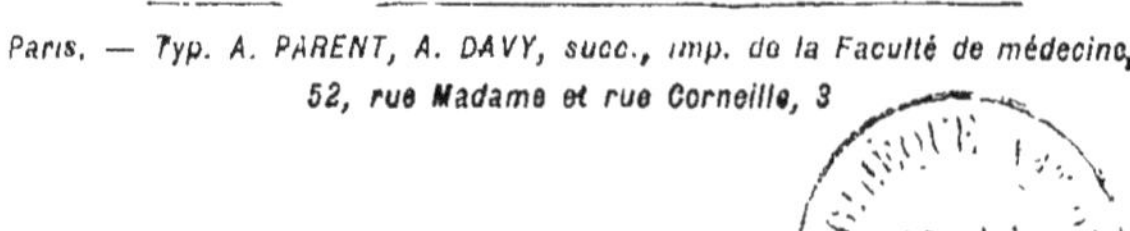

Paris. — Typ. A. PARENT, A. DAVY, succ., imp. de la Faculté de médecine, 52, rue Madame et rue Corneille, 3

www.ingramcontent.com/pod-product-compliance
Ingram Content Group UK Ltd.
Pitfield, Milton Keynes, MK11 3LW, UK
UKHW020502220726
13923UKWH00006B/2717